FACULTÉ DE MÉDECINE DE MONTPELLIER.

NOMINATION A LA CHAIRE DE PHYSIOLOGIE VACANTE DANS CETTE FACULTÉ
PAR LA RETRAITE DU PROFESSEUR LORDAT.

TITRES SCIENTIFIQUES

DE M. J. QUISSAC,

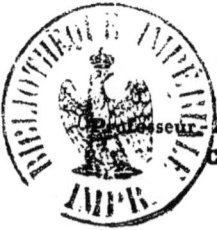

Professeur Agrégé à la **Faculté** de **Médecine** de **Montpellier** et
Conservateur des Collections de la Faculté,

CANDIDAT A CETTE CHAIRE.

n

MONTPELLIER,

TYPOGRAPHIE DE PIERRE GROLLIER, RUE DES TONDEURS, 9.

1860.

EXPOSÉ

DES TITRES SCIENTIFIQUES

DE M. J. QUISSAC,

Professeur-Agrégé et Conservateur des Collections de la Faculté de Médecine
de Montpellier.

Ces titres comprennent :

1º Les concours et places obtenues ;

2º Les publications diverses (ouvrages , articles de journaux , etc.) ;

3º L'enseignement et les services dans les hôpitaux ;

4º Les distinctions accordées.

§ Ier. Concours. — Places obtenuès.

1o M. Quissac a été nommé en 1829, au concours, premier Élève de l'École-Pratique d'Anatomie et d'Opérations chirurgicales.

2o En 1830, il concourt pour la place d'Aide-Anatomiste ; il obtient une mention honorable.

3o En 1831, il est nommé Chef de Clinique médicale de la Faculté.

4o Dans la même année, il est nommé, au concours, Interne à l'Hôtel-Dieu-St-Éloi.

5o En 1834, il concourt pour la place de Chef des travaux anatomiques.

6o En 1844, il est nommé, au concours, Agrégé de la Faculté.

7o En 1845, il concourt une seconde fois pour la place de Chef des travaux anatomiques.

8o En 1845-46, M. Quissac concourt pour la chaire de Pathologie externe.

9o En 1846-47, il concourt pour la chaire de Clinique interne, vacante par la mort du Professeur Broussonnet.

10o En 1848, il concourt de nouveau pour la même chaire, remise au concours.

11° En 1850, il concourt pour la chaire de Patho-logie et Thérapeutique générales, vacante par la mort du professeur R. d'Amador.

12° En 1852, il concourt pour la chaire de Clinique interne, vacante par la mort du professeur Caizergues.

13° En 1853, il est nommé Conservateur des Collections de la Faculté.

§ II. PUBLICATIONS DIVERSES.

1° En 1850, M. Quissac a fait paraître un ouvrage en 2 volumes grand in-8°, ayant pour titre : *De la Doctrine des Éléments morbides et de son application à la médecine-pratique.*

Ramener à quelques modes morbides généraux tout ce qu'il y a de plus important en médecine-pratique, savoir : les fièvres de quelque nature qu'elles soient ; la fluxion et ses diverses espèces ; les maladies nerveuses et leurs nombreuses variétés : tel est le but qu'il s'est proposé dans cet ouvrage, qui lui semble devoir singulièrement favoriser l'étude de la Pathologie.

Nous devons signaler l'empressement avec lequel ce travail a été traduit dans les pays étrangers, et notamment en Espagne, où il a été placé en tête du grand ouvrage qui s'y publie sous le titre de *Repertorio universal de medicina Hippocratica* (1).

---

(1) Séville, 1855. Rédacteur en chef, Manuel de Hoyos-Limon.

*

2º **M.** Quissac a dû faire une deuxième édition de cet ouvrage en 1857.

Cette deuxième édition a été augmentée d'un aperçu de la doctrine d'Hippocrate et des divers systèmes qui se sont succédé en médecine jusqu'à ce jour. Il y a développé, de plus, des considérations en forme de prolégomènes, destinées à montrer ce que c'est que l'homme et quelles sont les modifications qu'il éprouve sous l'influence du monde extérieur.

3º En 1853, il publie un ouvrage in-8º ayant pour titre : *De l'abus des Bains de mer, de leur danger, des cas où ils conviennent.*

Après avoir signalé l'action physiologique des bains de mer, l'auteur s'attache à montrer quel est leur mode d'action au point de vue thérapeutique ; il énumère les maladies dans lesquelles ils peuvent convenir, et n'a garde d'oublier celles bien plus nombreuses où leur emploi est accompagné de dangers souvent si graves.

4º En 1844, il avait publié un travail intitulé : *Considérations sur l'érésipèle gangréneux, l'érésipèle phlegmoneux et le phlegmon érésipélateux; des caractères qui les distinguent, du traitement qui leur convient.* Br. in-8º.

L'auteur se flatte d'avoir bien précisé les caractères propres à chacune de ces maladies, si souvent confondues entre elles par les auteurs, et d'avoir déterminé avec soin le traitement qui est propre à chacune d'elles.

5° Il avait fait paraître en 1836, une brochure intitulée : *De la contracture des poumons et de la phthisie par contracture.* In-8°.

L'auteur montre dans ce travail, d'après un fait qu'il a observé, que les fibres musculaires lisses des extrémités bronchiques sont susceptibles, sous l'influence de l'irritation de la muqueuse respiratoire, de se contracter d'une manière de plus en plus soutenue et de finir par amener le racornissement des poumons. Il est le premier à avoir signalé cette maladie, qui a si souvent ses analogues dans la gastrite chronique, la cystite chronique, etc.

Ce travail, bien que déjà imprimé, fut reproduit en entier par la *Gazette médicale de Paris.*

6° *De l'application des moyens physiques et mécaniques à la connaissance des maladies chirurgicales.* In-4°. 1842.

7° *Des avantages et des inconvénients de la méthode dite sous-cutanée.* In-4°. 1844.

8° *Des progrès que l'anatomie pathologique a imprimés à la connaissance des maladies chirurgicales,* In-4°. 1845.

9° *De l'influence des diathèses sur la formation et le développement des maladies aiguës.* In-4°. 1848.

10° *Apprécier les diverses sources d'indications thérapeutiques.* In-4°. 1848.

11° *De la topographie considérée au point de vue de la pathologie et de la thérapeutique générales.* In-4°. 1850.

12° *De la généralisation et de la localisation des maladies.* In-4°. 1852.

13° *Observation d'un cas de plaie pénétrante de poitrine, suivie de considérations sur ce genre de plaie. (Journal des Sciences médicales, 1834.)*

14° *Mémoire sur la gangrène du poumon.* Br. in-8°. 1840.

15° *Recherches pour servir à l'histoire des ramollissements du cerveau et de l'encéphalite.* Br. in-8°. 1841.

16° *Le Bégaiement traité par la myotomie. (Journal de la Société de médecine-pratique.)*

17° *D'un cas d'angine de poitrine; suivi de réflexions sur cette maladie.* In-8°. 1841.

18° *Nouvelle méthode pour le traitement de la tumeur et de la fistule lacrymale.* In-8°. 1842.

19° *Observations sur une plaie des voies aériennes traitée par l'hyoïdo-laryngoraphie, 1842. (Gazette médicale de Montpellier.)*

20° *Discussion sur la ténotomie sous-cutanée de la main, à l'Académie royale de médecine. — Réflexions sur ce sujet. 1842. (Journal de la Société de médecine-pratique.)*

21º *Mémoire sur la hernie congénitale.* (*Annales cliniques de Montpellier.*)

22º *Mémoire sur la hernie étranglée.* (*Annales cliniques.*)

23º *De l'emploi du musc dans le délire nerveux.* (*Annales cliniques.*)

24º *Notice sur le Conservatoire de la Faculté de Médecine de Montpellier.* 1859. (*Montpellier médical.*)

25º *Des vomitifs dans le croup.* 1860. (*Montpellier médical.*)

26º Analyse de l'ouvrage intitulé : *Cours d'Anatomie médicale*, etc. , par le professeur Estor. (*Gazette médicale de Montpellier.*)

27º Analyse de l'ouvrage : *Observations et réflexions sur les anévrismes de la crosse de l'aorte*, par le professeur Dubrueil. (*Journaux de Paris.*)

28º Analyse de l'ouvrage du professeur Bouisson : *De la Bile, de ses variétés physiologiques et de ses altérations morbides.* (*Journaux de Paris.*)

29º Analyse du *Traité de l'art de restaurer les difformités de la face*, par le professeur Serre. (*Journal de la Société de médecine-pratique.*)

30° Analyse de l'*Hygiène des femmes nerveuses*, par Aubert. *(Idem.)*

31° Et autres Mémoires qui n'ont pas été livrés à l'impression.

§ III. ENSEIGNEMENT ET SERVICES DANS LES HÔPITAUX.

1° M. Quissac a fait, pendant son internat à l'hôpital Saint-Éloi, de 1833 à 1836, des cours publics ou particuliers d'Anatomie.

2° Pendant les mêmes années, il a fait des cours particuliers d'Opérations et Appareils.

3° Il a fait, en 1846, une partie du cours de Médecine Opératoire, en remplacement du professeur Estor empêché.

4° Il a remplacé, à l'hôpital Saint-Éloi, les professeurs de Clinique chirurgicale en 1848, 1851, 1854, 1855 et 1858.

5° Il a fait le service des Vénériens en 1856, en remplacement du professeur en congé.

6° Dans les années 1854, 1855, 1856, 1857, 1858, 1859 et 1860, il a fait, comme Conservateur, un cours de Matière médicale.

7° Dans les mois de septembre et octobre de 1855, il a fait le service en chef d'une des sections de Chirurgie de l'hôpital militaire de la Citadelle, affecté aux blessés de Crimée.

8° Il a été attaché, depuis 1856 à 1860, aux examens d'Anatomie et de Physiologie.

§ IV. Distinctions honorifiques.

1° En 1835, une médaille a été décernée à M. Quissac pour services rendus pendant l'épidémie du choléra-morbus.

2° En 1849, il est nommé membre du Conseil d'Hygiène et de Salubrité du département de l'Hérault.

———

Tel est l'exposé bien succinct des titres et travaux scientifiques de M. J. Quissac.

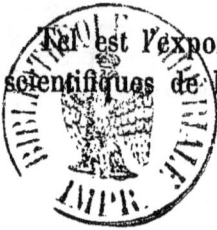

FIN.